AF402148

DE LA MORT

PAR

ACCÈS DE SUFFOCATION

DANS LA COQUELUCHE,

PAR

Le Dr A.-M.-R. DU CASTEL,

Interne des hôpitaux de Paris,
Membre de la Société anatomique.

PARIS

ADRIEN DELAHAYE, LIBRAIRE-ÉDITEUR

PLACE DE L'ÉCOLE-DE-MÉDECINE

1873

DE LA MORT

PAR

ACCÈS DE SUFFOCATION

DANS LA COQUELUCHE,

PAR

Le Dʳ A.-M.-R. DU CASTEL,

Interne des hôpitaux de Paris,
Membre de la Société anatomique.

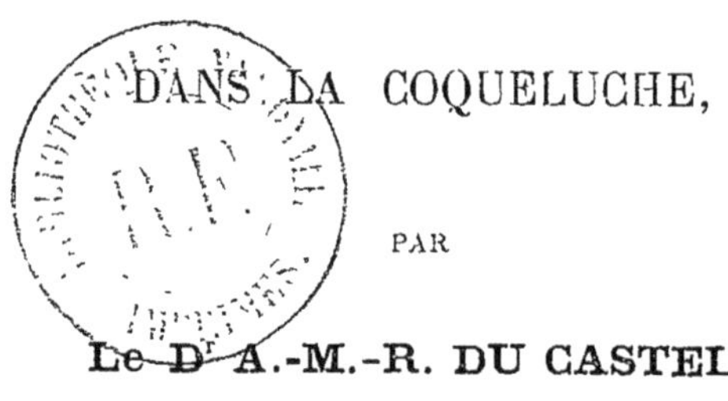

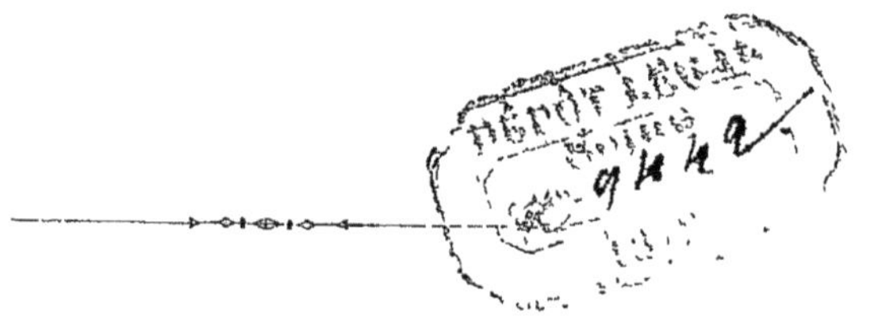

PARIS

ADRIEN DELAHAYE, LIBRAIRE-ÉDITEUR

PLACE DE L'ÉCOLE-DE-MÉDECINE

1873.

INTRODUCTION.

La guérison est la terminaison habituelle de la coqueluche; cependant cette maladie a toujours une certaine gravité parce qu'elle expose à des complications nombreuses. La broncho-pneumonie est assurément celle qu'on a le plus souvent occasion d'observer; elle est d'autant plus dangereuse qu'elle se développe chez des enfants moins avancés en âge, et l'on sait quel caractère meurtrier elle a pu imprimer à certaines épidémies; des convulsions externes surviennent quelquefois, qui constituent un accident des plus graves. Ces complications ont été parfaitement étudiées, et leur importance au point de vue du pronostic de la maladie est aujourd'hui bien connue; mais il en est une qui paraît avoir beaucoup moins préoccupé les auteurs, soit qu'elle ne survienne qu'exceptionnellement, soit que l'attention n'ait pas été appelée sur elle, c'est celle qu'on a désignée sous le nom de convulsions internes. Ayant eu, pendant mon internat à l'hôpital des Enfants, l'occasion d'observer plusieurs exemples de ce genre de complications, et frappé du peu de renseignements que fournissent à ce sujet les auteurs qui se sont le plus spécialement occupés de la coqueluche, j'ai cru qu'il ne serait pas sans intérêt d'en rapporter l'histoire.

Tous les malades, chez qui j'ai observé cet accident, ont succombé : les uns sont morts au milieu d'un accès de suffocation ; les autres, après la cessation de l'accès, ont été pris d'accidents cérébraux qui les ont rapidement enlevés. Ce sont ces deux modes de terminaison de la coqueluche que j'ai l'intention d'étudier dans ce travail : je me propose d'exposer les symptômes et les lésions que j'ai observés chez mes malades et de discuter la nature de ce genre de complications.

DE LA MORT

PAR

ACCÈS DE SUFFOCATION

DANS LA COQUELUCHE.

I.

OBSERVATIONS RELATIVES AUX ACCÈS DE SUFFOCATION QUI DÉTERMINENT LA MORT PENDANT LA COQUELUCHE.

§ 1. — *Mort pendant l'accès de suffocation,*

Quand on assiste à une quinte violente de coqueluche, il semblerait en voyant les phénomènes asphyxiques s'accuser de plus en plus, et l'inspiration tarder à se produire, que la respiration ne doit plus se rétablir et que l'enfant va succomber asphyxié. Mais cette mort par suffocation est excessivement rare, s'il est permis d'en juger par la rareté des faits consignés dans les auteurs ; leur nombre est si restreint que Grisolle a pu écrire après les avoir étudiés : « La coqueluche, quand elle est simple, se termine presque toujours par la guérison ; il existe à peine un ou deux exemples de mort arrivée au milieu des quintes ; la terminaison funeste est toujours déterminée par quelque complication (1). »

---

(1) Grisolle, Traité de pathologie interne, 9ᵃ édition, t. II, p. 883.

Du Castel,

On trouve cependant cités comme s'étant particulièrement occupés de ce mode de terminaison, Lancisi,
Combes-Brassard, Blaud de Beaucaire et un certain
nombre d'autres auteurs. Mais en remontant aux sources
et en dépouillant les différents traités écrits sur la coqueluche, on est étonné de la pauvreté des documents, pauvreté telle, que je puis affirmer n'avoir rencontré, après
les recherches les plus minutieuses, qu'une seule observation authentique de mort par suffocation dans le cours
de la coqueluche.

Lancisi, dont le nom est cité dans tous les ouvrages, et
qui, d'après les auteurs du *Compendium de médecine*, aurait publié un fait de ce genre dans son Traité des morts
subites, Lancisi n'en rapporte aucun exemple. Etudiant
l'influence des affections pulmonaires sur la production
d'accès de suffocation mortels, il admet la possibilité de
cet accident à la suite d'un développement exagéré des
sécrétions trachéo-bronchiques, il en cite un cas : mais
c'est chez les sujets âgés ou affaiblis et à la suite d'excès
qu'il dit avoir observé ce genre d'accident; il paraît donc
avoir en vue toute autre affection que la coqueluche, il
prononce même le mot de catarrhe suffocant, *catarrhum
suffocativum* (1).

Il dit, il est vrai, dans le même chapitre, que la mort
est quelquefois le résultat de convulsions des muscles
respirateurs ; mais là pas d'observation à l'appui, pas un
mot qui puisse faire penser que l'auteur ait eu spécialement en vue la coqueluche.

Trousseau admettait que la mort pouvait être le résultat
d'une quinte violente ; voici ce que dit cet éminent cli-

(1) Lancisi, De mortibus subitaneis. Romæ, 1707, lib. I, cap. 18.

nicien dans une lettre qu'il écrivait à Bretonneau, dont il s'honorait d'être l'élève : « Il semble que la violence des quintes puisse devenir cause de mort ; l'effroyable congestion de la face, des poumons, du cerveau, seraient en effet insuffisants pour rendre raison d'accidents mortels ; cependant, je ne sais trop s'il existe des faits bien authentiques de mort pendant la période convulsive de la coqueluche, lorsque d'ailleurs l'enfant n'était pas affaibli par une affection intercurrente. Une fois seulement nous avons vu mourir dans une quinte un petit enfant atteint de coqueluche ; mais la maladie avait amené une pneumonie tuberculeuse, la fonte des tubercules était déjà très-avancée et la faiblesse extrême (1). »

Il me serait facile de faire, d'après d'autres auteurs, bon nombre de citations qui prouvent que leur attention était appelée sur ce mode de terminaison de la coqueluche ; mais, je le répète, je n'ai pu trouver qu'une seule observation qui la démontre ; elle a été publiée par William Hugues, dans *The Continental and Bristish medical Review* et reproduite par le *Journal des connaissances médico-chirurgicales*, dont j'emprunte la traduction :

Observation I (2)

Un enfant de 8 à 9 mois, affecté d'une coqueluche, éprouvait souvent des accès subits et alarmants de suffocation, mais qui ne duraient que quelques minutes. On m'envoyait promptement chercher, et, lorsque j'arrivais, l'enfant paraissait rendu à son état normal. Je pensais que cet asthme était dû à quelque mucus visqueux qui adhérait à l'ouverture de la glotte, et que c'était la

(1) Trousseau. Journal de médecine, t. I, 1843. Lettre à M. Bretonneau sur la coqueluche.

(2) Journal des connaissances médico-chirurgicales, 5ᵉ année, 1ᵉʳ semestre 115.

disparition de ce mucus qui amenait, au bout de quelques minutes, un soulagement subit. L'enfant cependant marchait vers une amélioration bien sensible, la toux était beaucoup diminuée, lorsqu'une nouvelle attaque survint et tua le petit malade en quelques minutes.

A l'ouverture du cadavre, je trouvai une hypertrophie du thymus qui remplissait tout le médiastin antérieur et comprimait les tubes bronchiques. La partie inférieure de la glande couvrait le sommet du cœur et adhérait fortement au péricarde; celui-ci contenait plus de fluides que d'ordinaire. La membrane muqueuse de la trachée était légèrement infiltrée. La glande pesait 8 gros et 5 grains; sa teinte était naturelle.

Voici maintenant les faits que j'ai pu observer moi-même :

OBSERVATION II.

Coqueluche avec quintes violentes. — Râles peu abondants dans les poumons. — Mort subite par asphyxie au milieu d'une quinte.

C...(Paul), 3 ans, entré, le 1er juillet 1871, à l'hôpital des Enfants-Malades, salle Saint-Jean, nº 1, service de M. le Dr Labric.

Cet enfant est atteint, depuis six semaines, de coqueluche avec quintes intenses souvent accompagnées de vomissements alimentaires. L'appétit est diminué; le ventre, gros et ballonné; selles normales. P. 124.

Cœur. Ni bruit anormal, ni augmentation de volume.

A l'examen de la poitrine, on constate des deux côtés l'existence de quelques râles ronflants; pas de râles sous-crépitants. La sonorité est normale.

Les 2, 3 et 4, les quintes de toux sont nombreuses et violentes. A l'auscultation, toujours râles ronflants peu nombreux. — Pr. : sp. belladone, 15 grammes; poudre de Dower, 10 centigrammes.

Le 5. A la visite du matin, râles plus abondants dans les poumons; quelques-uns sous-crépitants à la base; mais l'état du malade ne peut inspirer aucune inquiétude. — Pr. : Sirop d'ipécacuanha, 30 grammes, additionné de poudre d'ipécacuanha, 30 centigrammes.

Mais, avant qu'on ait administré le médicament, le malade est pris d'une quinte de toux très-violente, au milieu de laquelle la respiration se suspend, et il meurt avec tous les signes de l'asphyxie. Rien dans l'examen de l'enfant, fait à la visite du matin, n'avait pu faire prévoir cette issue brusque de la maladie.

L'autopsie n'a pu être faite.

Dans cette observation, nous voyons un enfant entré à l'hôpital pour une coqueluche de moyenne intensité succomber brusquement au milieu d'un accès de suffocation. On avait, il est vrai, constaté chez lui l'existence d'une bronchite qui avait fait prescrire l'administration d'un vomitif, mais l'intensité de cette bronchite ne dépassait en rien celle que l'on rencontre tous les jours chez des enfants atteints de coqueluche qui guérissent parfaitement; elle n'avait pu faire penser, quelques intants seulement avant que l'enfant ne succombât, qu'on pût avoir affaire à une coqueluche grave. Et puis, combien les symptômes observés au moment où la mort est survenue différaient de ceux qui se produisent quand elle est due à une broncho-pneumonie. En pareil cas, une dyspnée lente et progressive permet de prédire presque à coup sûr l'instant où le malade succombera; là, au contraire, une accès brusque et imprévu de suffocation le fit périr au moment où on s'y attendait le moins. C'est donc bien à cet accès soudain de suffocation et non à la bronchite qu'il faut attribuer la mort.

Dans le fait suivant, on pourra voir la description d'un accès de suffocation :

OBSERVATION III.

Coqueluche avec quintes violentes — Ecchymose sous-conjonctiuale. — Mort par asphyxie au milieu d'un accès de suffocation — Autopsie : Infiltration séro-sanguinolente de la pie-mère, tuberculose pulmonaire peu avancée.

Sch... (Michel), 3 ans , entré à l'hôpital des Enfants-Malades.le 7 juillet 1871, salle Saint-Jean, n. 25, service de M. le D' Labric.

Cet enfant est depuis quinze jours atteint de coqueluche. Sur l'œil gauche, ecchymose occupant l'angle externe de la conjonctive oculaire et s'étendant à travers la paupière inférieure qui est dans toute son étendue d'une couleur ardoisée. Sur le frein de la langue, petite ulcération ; face bouffie.

Le cœur ne présente ni augmentation de volume, ni bruit normal.

Dans les deux poumons, râles sous-crépitants humides assez abondants, plus nombreux à droite.

Appétit conservé.

Le 8. Même état qu'hier soir. — Extrait de belladone, une pilule d'un centigramme ; une pastille d'ipécacuanha.

Soir. Face, bras, aines et cuisses de coloration rouge intense. P. 138. T. 37°,7. Pas d'angine. Il s'agissait évidemment d'un érythème provoqué par la belladone.

Du 9 au 10. Pas de modifications sensibles dans l'état du malade. Le nombre des quintes est d'une quinzaine par jour ; elles n'occasionnent pas de vomissements.

Le 10. La mère du service nous dit que, pendant la nuit, le petit malade a eu deux quintes très-violentes pendant lesquelles elle a craint de le voir asphyxier.

Le 11. L'enfant a eu la veille huit quintes environ. Sur la face sont apparus trois groupes d'herpès : un à la racine du nez, un autre sur la joue droite, le troisième sur le lobule de l'oreille du même côté.

A peine avait-on commencé à examiner le malade qui était couché, qu'on le voit s'asseoir, la respiration s'immobilise complètement, toute la surface du corps se cyanose progressivement et atteint une coloration violacée livide des plus intenses ; la face est bouffie. Après un espace de temps d'une demi-minute environ, sans qu'il y ait eu production de toux, survient une inspiration sifflante, la respiration se rétablit, une sueur abondante couvre toute la surface de la peau, et la congestion asphyxique dont nous avions été témoin se dissipe rapidement. L'enfant était abattu et répondait péniblement aux questions qui lui étaient posées. — Pr. : Sirop de belladone 15 grammes, poudre de Dower 10 centigrammes, bicarbonate de soude 2 grammes dans un julep.

Le soir, je trouve le malade dans le même état que les jours précédents ; l'intelligence est saine, il n'y a point eu dans la journée de quinte asphyxique, la respiration se fait librement ; dans les deux poumons, on entend des râles sous-crépitants ; mais ils ne sont pas plus nombreux que les jours précédents. L'enfant se trouve bien et a mangé comme d'habitude.

Dans la nuit, vers les trois heures du matin, il est pris d'un nouvel accès de suffocation analogue à celui que nous avions observé et meurt sans qu'on puisse ni par la respiration artificielle, ni par les révulsifs cutanés (sinapismes, frictions excitantes sur toute la surface du corps) obtenir le retour de la respiration.

Autopsie. — *Poumons*. *P. droit*. Adhérences pleurales nombreuses; sur les points non occupés par les fausses membranes, quelques granulations tuberculeuses miliaires. Un peu de liquide séreux dans la partie inférieure de la cavité pleurale. Congestion très-prononcée dans toute l'étendue du poumon; emphysème vésiculaire surtout à la partie antérieure, cinq ou six points de pneumonie lobulaire peu étendus, dont un tout à fait au sommet; au milieu de ces points de pneumonie et dans leurs intervalles quelques granulations tuberculeuses miliaires.

Poumon gauche. Pas de pleurésie, tubercules miliaires sur la plèvre; dans le poumon, congestion et emphysème vésiculaire; deux noyaux de pneumonie lobulaire, un assez étendu à la partie postérieure et supérieure du lobe inférieur, l'autre petit au centre du lobe supérieur. On rencontre aussi quelques granulations tuberculeuses dans le poumon gauche, mais il n'en existe pas tout à fait au sommet.

Ganglions bronchiques tuberculeux.

Cœur. Pas d'altération des orifices. Dans le ventricule droit, caillot fibrineux se prolongeant dans l'artère pulmonaire, terminé par une extrémité lisse et arrondie; dans le ventricule gauche existe un caillot de même nature qui pénètre dans l'artère aorte. Ces caillots ne se continuent pas dans les oreillettes.

Je n'ai trouvé d'embolus ni dans l'artère pulmonaire, ni dans ses branches.

Encéphale. Infiltration œdémateuse considérable de la pie-mère; au niveau du lobe antérieur droit la sérosité est mélangée d'une petite quantité de sang. Cerveau ramolli et tombant en bouillie. Les veines de la pie-mère, les sinus de la dure-mère, sont remplis par des caillots noirâtres; il en est de même des veines des os du crâne.

Foie congestionné avec granulations tuberculeuses à la surface.

Rate gorgée de sang noirâtre; quelques granulations tuberculeuses.

Reins congestionnés; sans tubercules.

Le fait le plus remarquable de cette observation est l'accès de suffocation auquel nous avons assisté; on a vu combien il différait d'une quinte de coqueluche : pas la moindre toux, arrêt brusque et prolongé de la respiration accompagné de symptômes très-prononcés d'asphyxie, puis retour de la respiration annoncé par une inspiration sifflante : tels en ont été tous les caractères. C'est le matin que nous avions observé cet accès, dans la journée rien de semblable ne se reproduisit et le soir je trouvai l'enfant dans un état qui ne m'eût point permis d'avoir sur la marche ultérieure de la maladie la moindre inquiétude, si mon savant maître, M. Labric, ne m'avait signalé le matin de quelle gravité était pour le pronostic l'accès de suffocation auquel nous avions assisté. En effet, au milieu de la nuit, pareil accès se reproduisit sans qu'aucun des moyens employés pour rappeler le malade à la vie ait pu ramener le rétablissement de la respiration. Que faut-il penser du rôle qu'ont pu jouer pour la production de la mort les lésions pulmonaires trouvées à l'autopsie? Leur peu d'étendue ne permet pas qu'on songe un seul instant à la leur rapporter; mais, fût-on tenté de le faire, les circonstances dans lesquelles elle s'est produite devraient faire renoncer immédiatement à cette opinion.

Le malade, dont l'observation va suivre, avait été atteint de pneumonie, quand survint l'accès de suffocation qui le fit périr.

OBSERVATION IV.

Coqueluche. — Broncho-pneumonie. — Mort par suffocation au milieu d'une quinte.

J.. , (Sylvain), 6 ans, entré à l'hôpital des Enfants-Malades, le 28 juillet 1872, salle Saint Jean, n° 10, service de M. le Dr Labric.

Malade depuis quinze jours, cet enfant tousse en coqueluche et souvent est pris de vomissements alimentaires à la suite des quintes. Ulcération sublinguale assez étendue. Légère diarrhée. Les parents disent que pendant les quintes l'enfant devient très·bleu.

29. Les quintes constatées depuis l'entrée à l'hôpital ont été très-violentes ; l'arrêt de la respiration entre les secousses de toux et la reprise est très-prolongé, accompagné de symptômes d'asphyxie intenses.

Râles muqueux assez nombreux dans les deux poumons ; à droite vers la base un peu de submatité et râles sous-crépitants fins.

Prs : sp. belladone, 30 grammes ; sous-nitrate de bismuth, 2 grammes. Lavement avec un gramme d'asa-fétida.

30. Même état. Même prescription.

31. La submatité et les râles fins persistent dans le poumon droit; la violence des quintes paraît un peu diminuée.

1. La matité est moins marquée à la base du poumon droit, les râles sont toujours fins en ce point, les quintes sont moins violentes.

La nuit, au mileu d'une quinte, l'enfant est pris de suffocation et meurt sans qu'on puisse parvenir à rappeler les mouvements respiratoires.

Il y a eu opposition à l'autopsie.

Ici il s'agissait d'un enfant dont la coqueluche avait débuté quinze jours environ avant son entrée à l'hôpital ; ses parents, en l'amenant, signalent déjà l'intensité de l'asphyxie pendant les quintes ; assitôt après son entrée, on constate que le temps d'arrêt qui sépare la toux convulsive de la coqueluche du sifflement inspirateur est très-prolongé, le malade est en ce moment menacé de suffocation : en même temps existe à la base du poumon droit un point très limité de pneumonie qui ne saurait constituer un danger immédiat. C'est au milieu de cet état que l'enfant succombe brusquement au milieu d'une quinte avec tous les symptômes de l'asphyxie. Ce cas rentre donc bien, malgré l'existence d'une pneumonie, dans le nombre des faits de mort par accès de suffocation.

En résumé, voici quatre observations dans lesquelles, pendant le cours d'une coqueluche, alors que rien ne faisait prévoir une mort imminente, celle-ci survint brusquement au milieu d'un accès de suffocation et avec tous les caractères de l'asphyxie : dans l'un de ces cas, rien de particulier n'avait été remarqué ; dans deux autres des accès de suffocation s'étaient produits tout différents d'une quinte de coqueluche ; dans le dernier, on avait noté une modification remarquable de la quinte, la suspension de la respiration entre la toux convulsive et le sifflement inspirateur était très·prolongée et s'accompagnait de menace d'asphyxie.

J'étudierai les circonstances qui paraissent contribuer à la production de ces accès, les modifications que subit l'allure de la coqueluche quand ils doivent avoir lieu, après que j'aurai donné la description d'un second ordre d'accidents qui présente avec celui-ci la plus grande analogie.

§ 2. *Mort consécutive aux accidents déterminés par l'accès de suffocation.*

Dans les observations qui ont précédé, on a vu des enfants atteints de coqueluche succomber au milieu d'accès de suffocation sans que par les moyens artificiels employés on ait pu obtenir le rétablissement de la respiration ; dans celles qui vont suivre on verra se produire des accès de suffocation de même nature que les précédents ; mais, tandis que dans les premiers la respiration artificielle était restée impuissante, dans les derniers on a pu obtenir le rétablissement de la respiration ; seulement, les enfants ont succombé rapidement après être tombés dans un état comateux ordinairement interrompu par des convulsions. Voici le premier fait de ce genre que j'ai observé :

Observation V.

Coqueluche, récidive. — Quintes asphyxiques, coma. — Mort sans convulsions. —
Autopsie : hémorrhagie méningée, ecchymoses sous-pleurales.

B... (Antoine), 2 ans 1[2, entré le 15 juillet 1871 à l'hôpital des
Enfants-Malades, salle Saint-Jean, n° 12, service de M. le Dr Labric.

Cet enfant sort d'une salle de chirurgie et est envoyé en médecine
pour y être traité d'une stomatite ulcéreuse ; il avait, deux mois
auparavant, été atteint de coqueluche, mais depuis quelque temps
les quintes étaient complètement disparues et on le considérait
comme entièrement guéri de cette affection. Dans les premiers jours
qui suivirent son arrivée à la salle Saint-Jean, on constata l'existence d'une toux qui n'avait point les caractères de la quinte de
coqueluche ; la stomatite s'améliora rapidement sous l'influence
d'administration de chlorate de potasse à l'intérieur et d'applications
locales de chlorure de chaux. L'état général était excellent, le malade n'avait pas de fièvre, l'appétit était conservé.

Le 26. On entendit de nouveau quelques quintes de coqueluche
et en auscultant les poumons, on trouva à la base des deux côtés
quelques râles sous-crépitants.

Le 28. Les quintes avaient augmenté de fréquence et prenaient le
caractère asphyxique, l'appétit était un peu diminué. A l'auscultation, on trouvait toujours quelques râles sous-crépitants peu nombreux aux deux bases.

Jusqu'au 31, il y eut peu de modifications dans l'état du malade,
la Mère du service nous signalait seulement l'intensité considérable
des quintes et leur caractère menaçant d'asphyxie ; la face était légèrement bouffie.

Le soir, au moment où je vins faire ma visite, j'appris que l'enfant avait été vingt minutes auparavant, pris d'une quinte intense de
coqueluche, pendant laquelle la respiration s'était arrêtée ; on avait
été depuis lors forcé de lui faire la respiration artificielle en même
temps qu'on lui appliquait des sinapismes ; la respiration commen-
çait à s'effectuer spontanément et bientôt l'enfant parut assez réta-
bli pour qu'on pût le laisser reposer, mais la torpeur intellectuelle
était considérable et c'est à peine si le petit malade ouvrait les yeux
quand on lui parlait à haute voix.

Quelques instants après on le vit se relever et, sans qu'il eût été
pris de quinte de toux, présenter tous les signes de l'asphyxie, il
ne faisait aucun mouvement respiratoire ; j'accourus en toute hâte

auprès de lui, je le trouvai cyanosé, affaissé sur lui-même, les membres dans un relâchement complet; il n'avait pas eu de convulsions. Je n'observai pas le moindre mouvement respiratoire ; le pouls était imperceptible, les battements du cœur, tumultueux et faibles. La respiration artificielle ne provoquant pas le retour des mouvements respiratoires, j'eus recours au marteau de Mayor ; chaque application était suivie d'inspirations saccadées ; enfin, après un quart d'heure, la respiration commença à s'effectuer seule : le malade était dans un coma complet. A la fin de ma visite, la respiration était libre et normale, le coma persistait.

L'enfant mourut dans la nuit, à une heure du matin, après avoir été deux fois encore pris d'accès de suffocation; dans l'intervalle des accès il était resté plongé dans le coma ; il n'eut pas de convulsions.

Autopsie. La pie-mère cérébrale présente un très-léger degré d'œdème; les veines des méninges sont volumineuses, distendues par des caillots noirâtres; au niveau de la partie médiane du lobe antérieur droit s'est faite une hémorrhagie, un caillot du diamètre d'une pièce de 5 francs et d'une épaisseur de 1 centimètre et demi, se voit en ce point; la substance cérébrale est à ce niveau le siége d'un pointillé sanguin très-marqué, le reste du tissu du cerveau est légèrement congestionné. Peu de liquide dans les ventricules.

Poumons. Les poumons sont atteints d'emphysème vésiculaire et renferment quelques granulations tuberculeuses ; au sommet du poumon droit s'est produit de l'emphysème interlobulaire, à sa base pointillé hémorrhagique sous-pleural.

A la base du poumon gauche, très petit noyau de pneumonie lobulaire ayant subi la transformation graisseuse; son centre communique avec une bronche par laquelle il s'est en partie vidé ; à son niveau la plèvre ridée et déprimée présente un enfoncement comme cicatriciel.

Cœur. Caillots fibrineux dans les ventricules ne se prolongeant pas dans les vaisseaux.

Pas d'embolie dans l'artère pulmonaire.

Reins, foie, rate normaux.

Combien de points de ressemblance entre les symptômes présentés par le malade de cette observation et ceux des quatre premières. Comme dans celles-ci, les quintes

de coqueluche prennent rapidement un caractère d'intensité considérable, on y remarque un arrêt prolong éde
tout mouvement respiratoire entre les secousses de toux
et la reprise, mais l'examen des viscères et l'état général
du malade ne permettent de porter qu'un pronostic bénin,
c'est alors que tout à coup au milieu d'une quinte la respiration se suspend complètement, ce n'est qu'avec les
plus grandes difficultés qu'on en obtient le rétablisse-
meut ; mais à peine cet accès de suffocation est-il dissipé, qu'un autre survient, celui-là non précédé des symptômes de la quinte de coqueluche ; de nouveau, il faut
recourir à la respiration artificielle, au marteau de Mayor.
Après le premier accès, le malade était dans un état de
torpeur dont on ne pouvait le tirer que par une excitation
violente ; maintenant il est plongé dans un coma complet
et reste insensible à toute excitation. Cet état comateux
persiste jusqu'à la mort qui survient quelques heures plus
tard après deux nouveaux accès moins violents toutefois.
L'autopsie nous offre comme particularités : dans les
poumons, de l'emphysème interlobulaire, un pointillé hémorrhagique sous-pleural ; du côté du cerveau, l'hémorrhagie sous-arachnoïdienne, tous les vestiges de la gêne
considérable apportée à la circulation par les accès de suffocation.

Le fait suivant offre avec le précédent de grandes ana-
logies quoique des accidents diphthéritiques soient venus
le compliquer.

OBSERVATION VI.

Coqueluche. — Complication d'angine diphthéritique. — Accès de suffocation. —
Coma. — Convulsions. — Mort.

Gr..... (Julien), 4 ans, entré le 18 octobre 1871, à l'hôpital des
Enfants-Malades, salle Saint-Jean, n° 5, service dè M. le Dr Labric.

Cet enfant était entré pour une coqueluche légère dont il était atteint depuis une huitaine de jours. Les quintes, rares et peu intenses au début, augmentèrent d'intensité et de fréquence jusqu'à la fin du mois, époque à laquelle elles commencèrent à présenter un caractère inquiétant en même temps qu'elles provoquaient des vomissements alimentaires. Dans les deux poumons, on entendait vers les bases quelques râles sibilants et sous-crépitants. L'appétit était conservé.

Le 31 octobre, le malade fut pris de fièvre, de gonflement bilatéral des ganglions sous-maxillaires et perdit l'appétit; je constatai sur les deux amygdales, la production de plaques diphthéritiques.

1er novembre. Même état. Ecoulement nasal, voix nette, respiration libre. Prs. Sp. d'ipécacuanha, 30 grammes avec poudre d'ipécacuanha, 30 centigrammes. — Extrait oléo-résineux de cubèbe 1 gramme dans une potion. Injections au tannin dans le nez.

Soir. Mêmes symptômes. Les quintes de toux sont toujours fréquentes et violentes.

2. La fièvre, la perte d'appétit, le gonflement ganglionnaire, les plaques diphthéritiques des amygdales, l'écoulement nasal persistent. La voix reste claire, la respiration facile. A l'auscultation, on entend le murmure respiratoire dans toute l'étendue des deux poumons, et en arrière des deux côtés à la base quelques râles sibilants et sous-crépitants. Faciès pâle. Prs. : Extrait oléo-résineux de cubèbe; injections nasales au tannin.

Le soir, je trouve le malade dans le même état que le matin ; la respiration est normale. Quelques instants à peine après que je l'avais examiné, il s'assied sur son lit et présente tous les symptômes de l'asphyxie; on n'observe aucun mouvement respiratoire; bientôt l'enfant s'affaisse sur lui-même, il est d'une pâleur extrême. Je commence immédiatement la respiration artificielle, qui provoque de loin en loin des mouvements d'inspiration faibles et avortés ; je fais mettre des sinapismes sur les membres, puis bientôt j'ai recours au marteau de Mayor, ayant soin de n'appliquer le fer que très peu chaud et pendant un temps très-court pour ne pas dépasser la rubéfaction, dans la crainte que l'ulcération du derme ne soit suivie de productions diphthéritiques. Malgré la légèreté de la cautérisation, chaque nouvelle application est suivie de mouvements d'inspiration saccadés. Après dix minutes environ, le malade pousse de faibles cris, est pris de petits accès de toux avec expectoration muqueuse aérée, et la respiration commence à s'effectuer seule. Le pouls, qui était presque imperceptible, revient peu à peu, mais reste cependant faible et petit. Dans les crachats rejetés par le malade je n'ai pu trouver de fausses membranes. L'enfant était dans un état comateux, qui persistait encore quand je le revis une demi-heure plus tard, mais alors la respiration était normale. Il mourut dans la nuit après avoir été pris de convulsions généralisées et de délire. On n'a pas vu qu'il ait rejeté de fausses membranes.

Autopsie. En arrière à la base des poumons, congestion très-marquée ; à droite, deux petits noyaux de pneumonie lobulaire, adhérences pleurales, quelques granulations tuberculeuses miliaires à la surface de la séreuse.

Trachée injectée avec mucosités aérées abondantes, sans fausses membranes.

Larynx. Muqueuse hyperémiée ; au niveau de l'insertion arythénoïdienne de la corde vocale inférieure gauche, très-petite fausse membrane.

Cœur. Pas de lésions des orifices, pas de caillots fibrineux dans les cavités.

Foie. Reins normaux.

Rate. Quelques tubercules à la surface.

Il m'a été interdit d'ouvrir la cavité crânienne.

Chez ce malade comme chez les précédents, nous voyons pendant le cours d'une coqueluche, dont les quintes ont atteint un haut degré d'intensité, survenir un accès de suffocation caractérisé par un arrêt subit de la respiration ; après que celui-ci est dissipé, l'enfant reste dans le coma et succombe rapidement après avoir été pris de convulsions ; il y a donc entre cette observation et l'observation 5 la ressemblance la plus frappante. Mais il s'était produit dans ce cas une complication dont il faut discuter l'importance par rapport à l'origine de l'accès de suffocation, je veux parler de la diphthérie.

Pour lui rapporter la mort du malade, il faudrait qu'une fausse membrane eût, par son développement successif ou par son déplacement subit, amené l'oblitération du larynx, ou bien encore que son action sur la muqueuse laryngienne eût été le point de départ d'un spasme

de la glotte. L'envahissement du larynx par une fausse
membrane eût amené de l'asphyxie lente, le déplacement
subit, des efforts d'inspiration qui n'ont pas été observés,
quand au spasme de la glotte qui a été réellement la
cause de la terminaison fatale, c'est, comme nous aurons
occasion de le démontrer, à la coqueluche bien plus qu'à
la diphthérie qu'il le faut rapporter.

Un troisième cas de ce genre m'a été communiqué par
mon collègue et ami M. Picot.

OBSERVATION VII.

Coqueluche. — Accès de suffocation. — Coma. — Convulsions. — Mort.

Hôpital des Enfants-Malades, service de M. le Dr Labric, salle
Saint-Jean, n° 27. Kasler, 3 ans, entré le 4 avril 1872, mort le
15 avril.

Cet enfant à l'époque de son entrée toussait en coqueluche depuis
quinze jours, il avait de la fièvre. A l'auscultation on trouvait des
râles assez fins, surtout du côté gauche.

5 *avril.* Prs : Julep avec kermès, 0,10, sp. diacode 10 grammes.
Badigeonnages avec la teinture d'iode sur la poitrine.

Les quintes de coqueluche sont constatées dès l'entrée à l'hôpital,
le malade est pris fréquemment d'attaques d'asphyxie, une quinte
paraît débuter, la face devient pâle puis se cyanose, bientôt l'asphyxie paraît complète et la mort imminente; cependant le cœur continue à battre et en pratiquant la respiration artificielle par des
pressions sur le thorax, on arrive peu à peu à rétablir la respiration
naturelle, et le malade revient complètement à lui. Il y a eu jusqu'à
six attaques dans les vingt-quatre heures; on a été obligé de recourir au marteau de Mayor. Les attaques se montraient surtout la
nuit.

9 *avril.* Pour diminuer la fréquence des attaques nocturnes,
M. Labric prescrit une potion avec 1 gramme de chloral. Le nombre des accès paraît un peu diminué.

15 *avril.* Violentes attaques d'asphyxie dont une à quatre heures
de l'après-midi. Je pratique la respiration artificielle, le malade ne
revient qu'incomplètement à lui; il tombe dans un coma interrompu
par des convulsions et meurt dans la nuit.

Pendant tout le temps de son séjour à l'hôpital, le malade a eu de la fièvre et présenté des râles muqueux dans les poumons.

Il y a eu opposition à l'autopsie.

L'enfant qui fait le sujet de cette observation, fut à plusieurs reprises pris d'accès de suffocation dont l'apparition avait lieu à la suite d'une quinte, plusieurs fois on dut lui pratiquer la respiration artificielle et lui appliquer le marteau de Mayor; enfin, après un accès plus violent que les précédents, il tomba dans le coma et mourut quelques heures plus tard après avoir été pris de convulsions.

On voit quels rapports frappants relient les observations relatées dans ce chapitre à celles du précédent: dans toutes, coqueluche avec quintes intenses à forme asphyxique; dans toutes, accès de suffocation caractérisés par l'immobilisation de la respiration et nécessitant la respiration artificielle, souvent même l'emploi du marteau de Mayor. Une seule différence sépare les dernières des premières: dans celles-ci, les moyens employés étaient restés infructueux, dans celles-là le retour de la respiration a pu être obtenu, mais le danger n'a été que conjuré; la mort est survenu peu de temps après la cessation de l'accès de suffocation. C'est pour ces raisons que j'ai cru devoir rapprocher ces observations avant d'étudier les causes et les symptômes des accès de suffocation, ne voyant dans ces différents faits que deux modes de terminaison d'un même accident.

Jusqu'ici je me suis contenté de rapporter les observations qui établissent la possibilité d'une mort par accès de suffocation pendant la coqueluche, je vais maintenant étudier les différentes circonstances dans lesquelles ces accès se sont développés et certaines modifications survenues dans les caractères habituels de la coqueluche, qui ont permis dans quelques cas d'en prévoir l'explosion.

II.

§ 1. — *Circonstances qui favorisent le développement des accès de suffocation.*

Le malade de William Hugues avait neuf mois, le plus âgé parmi ceux dont j'ai rapporté l'observation avait quatre ans, l'âge peu avancé paraît donc créer une prédisposition aux accès de suffocation.

Le tempérament des différents sujets était ordinairement lymphatique ou scrofuleux, tout au plus pourrait-on accuser le tempérament nerveux chez le malade de l'observation 6.

Que faut-il penser de la constitution? Doit-on admettre, avec le professeur Trousseau, que l'accident que nous étudions ne survient que chez des individus affaiblis par une maladie antérieure? Je ne puis partager complètement l'opinion de l'éminent clinicien, car si les sujets des observations 4 et 6 viennent à l'appui des idées qu'il professait, il n'en est pas de même des enfants cités aux observations 2 et 5 ; ceux-ci offraient au moment où ils furent pris des accidents mortels, toutes les apparences d'une bonne santé habituelle ; celui de l'observation 5, qui avait eu un peu de stomatite, paraissait complètement guéri de sa première attaque de coqueluche et avait repris de l'embonpoint. Je crois donc que l'on peut parfaitement admettre qu'une constitution affaiblie crée une prédisposition à des accès de suffocation mortels, mais en faire uné condition *sine quâ non* de cet accident, serait, à mon avis, donner trop d'importance à ce phénomène.

Ne pourrait-on pas se demander si l'influence épidémique ne jouerait pas un rôle important dans ce mode de terminaison ? Le rapprochement de ces faits si insolites, dans un moment où la coqueluche se présentait avec les allures les plus bénignes, semblerait un argument à apporter à l'appui de cette hypothèse.

M. Picot, dans l'observation qu'il m'a communiquée, signale la plus grande fréquence des accès de suffocation pendant la nuit.

Rosen de Rosenstein, dans la relation qu'il fait de l'épidémie de coqueluche observée en Suède, pendant l'année 1769, dit : « Si le paroxysme survenait après que le malade avait mangé et qu'il ne vomît pas ses aliments, il devenait noir, livide, tombait à terre et aurait suffoqué, si l'on n'avait excité le vomissement en lui mettant un doigt dans la bouche » (1). Pour cet auteur, la présence d'aliments dans l'estomac pourrait donc devenir cause d'accidents mortels.

Cependant l'emploi des vomitifs, dont on use si largement dans le traitement de la coqueluche, ne semblerait pas à mon savant maître M. Labric, étranger à la production de cet accident; la vue de quelques faits malheureux lui inspire la plus grande réserve quand les

____

(1) Ozanam, Maladies épidémiques. Lyon, 1835, I, 95.

caractères des quintes semblent indiquer l'imminence d'accès de suffocation.

A quelle période de la coqueluche peut-on redouter de pareilles complications ? Dans les cas que j'ai observés, c'est pendant la période convulsive qu'elles se sont produites. L'observation suivante, que j'emprunte à un mémoire inédit, que M. le Dr René Blache a bien voulu mettre à ma disposition, présente cela d'intéressant que les accès de suffocation ont débuté avant les quintes de la coqueluche.

OBSERVATION VIII (1).

Coqueluche développée chez un enfant atteint de spasmes de la glotte. — Rougeole qui ne modifie en rien les spasmes ni la coqueluche. — Convulsions. — Broncho-pneumonie. — Mort.

Gustave G..., âgé de 2 ans, entré le 9 mars. Enfant très-rachitique et ne marchant pas encore, est amené à l'hôpital pour des convulsions internes. On constate en effet des spasmes de la glotte, revenant deux ou trois fois dans la journée surtout après que l'enfant a pleuré. Frictions au-devant du cou et de la poitrine avec pommade au chloroforme et julep avait 25 centigrammes de musc.

L'enfant n'était pas vacciné, on le vaccine avec du vaccin de vache, le 12 mars.

Le 17. Les spasmes qui étaient rares les jours précédents reviennent plus souvent et durent plus longtemps. P. 108. Rien d'anomal à l'auscultation malgré une petite toux sèche et persistante.

Le 23. La toux augmente, prend un caractère quinteux et s'accompagne à chaque fois de spasmes qui sont de plus en plus fréquents. P. 108.

Le 24. Nous assistons à une véritable quinte de coqueluche que l'enfant a bien certainement gagnée de ses voisins. Le nombre s'élève à 25 ou 30 dans la journée; ils surviennent à la suite des quintes qui ne sont pas aussi fréquentes. P. 130.

<hr>

(1) René Blache, Mémoire sur une épidémie de coqueluche observée à l'hôpital des Enfants au commencement de l'année 1868. Couronné par la Faculté de médecine, prix Monthyon, 1868. Obs. VI.

Le 27. Apparition d'une rougeole très-confluente qui ne diminue pas les spasmes, ni les quintes de la coqueluche.

Le 28, même état. Convulsions générales qui durent près de dix minutes et menace de suffocation. Forte congestion pulmonaire, râles fins disséminés. P. 148, t. 40, 7.

Le 30. La congestion pulmonaire augmente et la respiration est très-soufflante, le moindre cri ou même un mouvement détermine une série de spasmes alternant avec des quintes étouffées et incomplètes. Dyspnée excessive.

Le 31. Mort.

Autopsie. — A l'autopsie on trouve le thymus persistant avec une légère augmentation de volume.

Le larynx est entièrement sain.

Les deux poumons sont hépatisés par places, pneumonie lobulaire disséminée.

Emphysème des lobes supérieurs en avant.

Quelques points d'apoplexie pulmonaire et même sous-pleurale.

La moelle et les nerfs pneumo-gastriques sont entièrement sains.

§ 2. — *Symptômes des accès de suffocation. Phénomènes qui précèdent leur développement.*

Il ne peut entrer dans le plan de ce travail de m'étendre sur les caractères de la toux convulsive de la coqueluche, mais je ne puis me dispenser d'appeler particulièrement l'attention sur ce qui peut dans certains cas faire prévoir l'imminence d'un accès de suffocation. En effet, il est arrivé quelquefois que des modifications survenues dans les caractères de la quinte ont éveillé l'attention du médecin ou des personnes qui entouraient l'enfant et montré le danger qu'il courait. Le fait capital est celui-ci : au lieu que les secousses convulsives de toux soient suivies rapidement d'une inspiration brusque et sifflante, pendant un temps plus ou moins long, le petit malade, épuisé par ses efforts expirateurs, tarde à reprendre haleine et tous les phénomènes de l'asphyxie se développent. Le plus souvent une inspiration prolongée et sifflante vient mettre fin à la suffocation, et c'est par cette suspension momentanée de la respiration se répétant avant chaque reprise dans la quinte de coqueluche que le danger se révèle ; mais quelquefois cet arrêt des mouvements respiratoires peut se prolonger au point d'entraîner la mort. (Obs. 2, 4.) On peut aussi voir les accès de suffocation survenir en dehors de toute quinte convulsive, comme j'en ai rapporté des exemples (obs. 3, 5, 6) et comme on peut le voir signalé dans cet autre fait du Mémoire de René Blache :

OBSERVATION IX (1).

Coqueluche au début qui augmente peu à peu. — Rougeole qui diminue les quintes. — Spasmes de la glotte. — Broncho-pneumonie double. — Croup secondaire. — Mort.

Joséphine P..., âgée de 3 ans, entrée le 5 mars.

Cette petite fille, entièrement rachitique et n'ayant jamais pu marcher, tousse depuis une quinzaine de jours. On constate à son entrée que la coqueluche, dont on la disait atteinte, n'est autre chose qu'une coqueluche au début; en effet, les quintes s'établissent de mieux en mieux caractérisées les jours qui suivent son entrée. L'auscultation de la poitrine ne démontrait que l'existence de râles humides disséminés dans les deux poumons. Le pouls était fréquent, 102 à 108. Les quintes étaient petites et peu fréquentes.

Les jours suivants, légère augmentation dans le nombre des quintes. (Belladone).

Le 9. Quintes fortes et très-fréquentes, 15 à 16 par jour. P. 132. Catarrhe bronchique persistant sans râles fins.

Le 17. Fièvre forte, 160. Vomissements. Les quintes sont encore fortes, mais moins fréquentes.

Le 18. Éruption de rougeole assez confluente, diminution de

(1) René Blache. Mémoire cité obs. XIX.

quintes. Les râles deviennent plus forts, surtout aux deux bases. P. 148.

Le 20, les quintes sont encore rares, *mais elles provoquent des spasmes de la glotte, qui reparaissent souvent dans la journée, même en dehors de la toux.*

Le 21, diarrhée verte. La congestion pulmonaire augmente et il se fait de la broncho-pneumonie que caractérisent des râles fins et lu souffle prédominant à gauche.

Les quintes de coqueluche reprennent un peu plus de fréquence, mais sont parfois aphones, d'ailleurs la voix est elle-même modifiée et le timbre de la toux est parfois croupal, probablement sous l'influence de la laryngite rubéolique; en effet, la gorge est rouge, mais on ne voit pas de fausses membranes.

Le 22, même état. La voix est entièrement éteinte et la toux croupale. Il y a une grande dyspnée à cause de la broncho-pneumonie qui est devenue double.

Les quintes de coqueluche sont rares, mais très-fortes et comme étouffées et aphones. Quoiqu'il ne survienne pas d'accès de suffocation, on conclut à un croup rubéolique secondaire.

Le 23, même état. Les phénomènes thoraciques augmentent d'intensité, le pouls est à 64 et la température à 41°. La dyspnée augmente. La diarrhée n'a pas cessé et l'enfant meurt le lendemain 24 mars.

Autopsie. — Fausses membranes blanchâtres, très-molles et peu adhérentes, qui tapissent la muqueuse laryngée, surtout sur la face inférieure de l'épiglotte au niveau des replis aryténo épiglottiques, et des ventricules du larynx qu'elles effacent. Des fausses membranes plus larges et plus épaisses tapissent les premiers anneaux de la trachée. La muqueuse est le siége d'une tuméfaction considérable et d'une injection surtout dans les points occupés par les fausses membranes.

Les deux lobes supérieurs des poumons ont une teinte pâle et une apparence emphysémateuse surtout en avant. On voit en arrière des points d'un violet ardoisé de pneumonie lobulaire.

Le poumon droit contient dans son épaisseur un gros noyau d'hépatisation rouge, et quelques noyaux disséminés. Dans le lobe inférieur gauche, broncho-pneumonie lobulaire au deuxième degré généralisée avec forte hyperénie qui se rencontre aux bases des deux poumons.

Les ganglions sont gros et rouges, mais non tuberculeux.

On voit par les observations précédentes que l'accès de suffocation se caractérise toujours par une suspension de la respiration, et toujours dans l'expiration. Alors se développent tous les symptômes d'une asphyxie profonde : la face se cyanose et devient bouffie, les veines du cou sont énormément distendues et toute la surface du corps présente une teinte bleuâtre répondant à la coloration de la face ; en même temps le pouls est petit, les battements du cœur faibles et tumultueux, une sueur abondante couvre le corps. Si la respiration tarde à se rétablir, peu à peu l'enfant s'affaisse ; il peut arriver alors, quelque effort que l'on fasse pour obtenir le rétablissement de la respiration, qu'on ne puisse ranimer le petit malade.

Dans des cas plus légers, le retour à la vie s'annonce par une ou plusieurs inspirations profondes, sifflantes et saccadées, qui peu à peu font cesser les phénomènes de l'asphyxie.

La respiration artificielle est souvent nécessaire pour arriver à ce résultat, qu'on ne peut obtenir qu'en la continuant longtemps ; car tout d'abord il ne se produit que des inspirations courtes, comme avortées, se succédant à des intervalles éloignés, et ce n'est qu'après un certain temps que la respiration reprend son rhythme normal et que tout danger est écarté.

Il est encore des cas où, après l'emploi de la respiration artificielle, et, malgré le retour des mouvements respiratoires, des complications viennent compromettre la vie. Ce sont alors, comme on a pu le voir dans deux observations qui nous sont personnelles (obs. 5 et 6), et dans le fait communiqué par mon collègue Picot (obs. 7), des accidents cérébraux, soit comateux, soit convulsifs, et quelquefois l'un et l'autre. L'apparition de convulsions au milieu d'accès de suffocation n'a rien qui doive nous surprendre, ne les voyons-nous pas se manifester à la suite d'une simple quinte de coqueluche ? C'est ce qui est arrivé dans le cas suivant :

OBSERVATION X.

Coqueluche. — Quintes violentes. — Convulsions. — Mort. — Autopsie.

B... (Georges), 3 ans, entré le 21 juillet 1871, à l'hôpital des Enfants-Malades, salle Saint-Jean, service de M. le Dr Labric.

Cet enfant est depuis 15 jours atteint de coqueluche ; les quintes sont fréquentes et provoquent quelquefois des vomissements alimentaires. Ulcération assez étendue du frein de la langue. Quelques râles ronflants peu abondants dans les poumons. Pas de bruit anormal au cœur.

Prs. : Sp. belladone, 30 grammes dans un julep.

25. Les quintes sont moins fréquentes, mais toujours violentes. Les râles pulmonaires sont toujours peu nombreux.

28. Le matin, après une quinte, l'enfant est pris de convulsions généralisées qui ne durent que quelques instants. Le soir cet accident le reprend de nouveau après une quinte, et il succombe trois quarts d'heure plus tard.

Autopsie. Cerveau. Les sinus de la dure-mère, les veines de la pie-mère sont distendus par un sang noirâtre. Un peu d'œdème de la pie-mère, légère congestion du cerveau.

Moelle. Pas de lésions à l'œil nu.

Poumons. A droite, emphysème vésiculaire très-prononcé avec légère congestion du bord antérieur; à gauche, hyperémie très-marquée à la base et petit noyau de pneumonie tubulaire. Pas de tubercules ni de lésions pleurales.

Cœur. Hypertrophie des parois du ventricule gauche, quelques végétations sur les bords de la valvule mitrale. Cœur droit normal. Pas de caillots fibrineux dans les cavités.

Reins, foie et rate normaux.

L'explosion d'accidents cérébraux à la suite d'un accès de suffocation paraît avoir une gravité considérable, puisque, dans les cas que j'ai rapportés, la mort les a consment suivis et s'est produite dans un espace de temps très-rapproché de leur apparition.

Malgré le danger qui existe dans tous les cas où la respiration artificielle est nécessitée par l'accès de suffocation, le pronostic n'est pas toujours défavorable; témoin ce qui arriva dernièrement à mon excellent maître, M. Labric, qui, obligé de recourir au marteau de Mayor et à une respiration artificielle prolongée, chez un enfant de 13 mois, dans un accès de coqueluche, vit la suffocation céder pour ne pas se reproduire.

III.

§ 1er. — *Lésions anatomiques.*

On ne peut pas s'attendre à trouver, à l'autopsie des malades qui succombent dans les circonstances que je viens de décrire, des lésions différentes de celles qui sont propres à la mort par suffocation.

Les poumons présentent, en effet, les caractères de l'emphysème vésiculaire et interlobulaire. On y rencontre aussi, comme chez le malade de l'observation 4, ce pointillé ecchymotique tout à fait semblable à celui décrit par le professeur Tardieu chez les sujets morts par suffocation.

Rien de spécial non plus du côté du système nerveux. Là aussi, de la congestion, de l'œdème et quelquefois de la suffusion séro-sanguinolente sous-arachnoïdiens, un épanchement intra-ventriculaire plus ou moins considérable. On trouve ces lésions signalées dans les observations que j'ai rapportées précédemment, elles se rencontrent également dans les cas rapportés par Blache père, dans un mémoire couronné par la Société de médecine de Lyon (1).

La production d'une hémorrhagie méningée à la suite de la coqueluche est un accident beaucoup plus rare; je n'en ai trouvé qu'un cas, celui observé par Barrier et consigné dans son *Traité des maladies des enfants*.

OBSERVATION XI (2).

Enfant de 7 ans ; coqueluche intense. — Scarlatine légère intercurrente qui guérit bien. — Amélioration dans les symptômes de la coqueluche. — Mort inattendue.

Claude Charmillon, âgé de 7 ans, était affecté d'une coqueluche bien caractérisée depuis six semaines, lorsqu'il fut admis à l'hôpital des Enfants, le 5 mai 1838.

La première période avait duré environ quinze jours, mais les quintes étaient accompagnées d'un sifflement inspiratoire, et suivies de vomissements glaireux, plus fréquents la nuit que le jour, exemptes d'ailleurs de complications, et dans leurs intervalles la santé n'était point altérée.

Pendant les premiers jours que nous l'observâmes, cet enfant avait des quintes fortes et réitérées, quelquefois suivies d'epistaxis.

L'auscultation révélait l'existence de liquides abondants dans les bronches.

Le 9 mai, la fièvre s'alluma, et l'on crut devoir faire une saignée.

Le 10, il y avait une angine intense.

Et le 11, parut une éruption légère de scarlatine.

Les jours suivants, l'éruption ne présenta rien d'anormal, mais la bronchite sembla augmenter, et l'on fit une nouvelle saignée, qui paraissait indiquée par l'état fébrile. Elle fut suivie d'une amélioration dans les symptômes généraux et locaux. Toutefois le

(1) Blache. De la coqueluche, mémoire qui a remporté le prix proposé par la Soc. méd. de Lyon. Arch. de médecine, 1833.

(2) Barrier. Traité pratique des maladies de l'enfance, 3e édition, 1861, t. I, p. 147.

malade maigrit, et une phlébite locale se développa dans le lieu de la saignée. Deux abcès se formèrent au pli du bras, mais il n'y eut aucun symptôme de résorption purulente. La coqueluche avait évidemment diminué, lorsque, dans la nuit du 31 mai au 1er juin, le malade succomba après une quinte assez intense. La fille de salle ne s'aperçut point de l'agonie ni d'aucun symptôme extraordinaire, et fut étonnée de trouver le malade mort lorsqu'elle s'approcha de son lit.

Ouverture du cadavre trente-deux heures après la mort. — Bronches enflammées et dilatées, épanchement sanguin dans le côté droit de la cavité arachnoïdienne.

Les poumons étaient sains, exempts de pneumonie et de tubercules ; les bronches étaient enflammées et dilatées, surtout dans leurs divisions de second ordre, et remplies de mucosités écumeuses. Le larynx, la trachée, les ganglions des bronches et du médiastin, le cœur et son enveloppe étaient sains. Dans l'abdomen, il n'y avait d'autre lésion notable que quelques rougeurs dans le gros intestin ; mais, dans le crâne, nous trouvâmes une lésion inattendue. La grande cavité de l'arachnoïde sur la convexité et un peu à la base de l'hémisphère droit du cerveau, ainsi que sur le cervelet, contenait 125 grammes environ d'un sang noir, pur, en partie liquide, en partie coagulé. Il y avait aussi un peu de sang infiltré dans quelques anfractuosités de la face supérieure de l'hémisphère cérébral droit, entre la pie-mère et l'arachnoïde. Dans un point, nous crûmes apercevoir une déchirure de l'arachnoïde et d'une petite veine sous-jacente, mais nous ne fûmes pas certain de n'avoir pas produit cette lésion involontairement avec la pointe du scapel. Il n'y avait aucune autre lésion dans les centres nerveux.

Outre les lésions observées du côté des poumons et du cerveau, nous avons trouvé des caillots fibrineux dans les cavités cardiaques, surtout dans le ventricule droit. Il faut noter que ces caillots sont volumineux, terminés par une extrémité arrondie et lisse, et paraissent d'origine récente. En même temps, il a été impossible de constater la présence d'aucun embolus dans l'artère pulmonaire ou dans ses branches. Ces deux circonstances ont une certaine importance au point de vue de la pathogénie des accès de suffocation.

§ 2. — *Pathogénie et physiologie pathologique.*

A quelle cause peut-on rapporter les accès de suffocation ?

Faut-il les attribuer à une accumulation exagérée de liquides dans la trachée ou dans les bronches? Leur début brusque, l'absence des efforts d'expectoration qui devraient accompagner cette hypersécrétion, le peu d'abondance des crachats rejetés à la suite des accès dont j'ai été témoin ne me permettent pas d'adopter cette opinion.

La présence de caillots fibrineux dans le cœur, à l'autopsie, pourrait faire penser à la formation d'une embolie pulmonaire, dont l'accès de suffocation serait la conséquence. Nous venons de réfuter cette hypothèse en notant les caractères des caillots trouvés dans le cœur et l'absence de tout fragment dans l'artère pulmonaire ; même, chez le malade de l'observation 5, il est noté que les cavités cardiaques étaient libres de toute concrétion. D'ailleurs les symptômes offerts par nos malades diffèrent complètement de ceux qu'on attribue à la formation d'embolies pulmonaires : ce n'est pas, en effet, une dyspnée subite et excessive que l'on observe, mais l'arrêt complet et immédiat des mouvements respiratoires. A quelle cause donc rapporter les accès ?

Leur forme particulièrement spasmodique éveilla dans mon esprit, la première fois que j'en fus témoin, l'idée d'un spasme de la glotte ; cette opinion me sembla confirmée par la lecture de la thèse de mon savant maître, M. Hérard. Voici, en effet, d'après cet éminent observateur, quels sont les caractères de la maladie décrite sous

le nom de spasme de la glotte : « Tout à coup la respiration se suspend ; il semble que la glotte vienne d'être
brusquement close ; pendant quelques secondes, il y a
menace de suffocation, et la physionomie de l'enfant trahit
une vive angoisse ; la bouche est largement ouverte
comme pour aspirer l'air qui lui manque, la tête se ren-
verse en arrière, les yeux sont fixes dans leurs orbites, il
y a, en un mot, asphyxie commençante. Après dix à vingt
secondes, pendant lesquelles il y a cessation complète
des mouvements respiratoires, l'enfant reprend tranquil-
lement haleine, sans qu'on puisse constater aucun autre
phénomène. Ce cas est toutefois excessivement rare, et
presque toujours l'attaque se termine par une inspiration
sonore, aiguë, fine, convulsive, qui constitue, à vrai dire,
le signe pathogonomique, souvent unique, du spasme de
la glotte... Il est rare que l'attaque ne se compose que
d'une seule de ces inspirations caractéristiques, ordinairement on peut en compter cinq ou six sans expiration
intermédiaire. Nous venons de voir que l'accès de suffocation était caractérisée par une suspension momentanée
de la respiration, suivie d'une ou plusieurs inspirations
convulsives, incomplètes, suffisantes cependant pour pré-
server l'enfant de l'asphyxie qui le menace. Pendant cet
instant rapide, la plupart des fonctions éprouvent un
trouble passager, le pouls s'accélère, devient petit, souvent
à peine sensible ; les battements du cœur sont tumultueux, irréguliers ; la tête est renversée en arrière ; les
veines du cou se gonflent, la peau se couvre d'une sueur
froide. La mort peut survenir pendant l'accès, par suite
de la suspension trop prolongée de la respiration. Dans
ce cas, l'enfant succombe en quelques instants, sans râle,

sans agonie, souvent au début de la maladie, alors qu'il était avant l'attaque, gai et plein de vie (1). »

Quel tableau plus fidèle pourrait-on tracer des accidents que j'ai signalés dans mes observations? Ne retrouve-t-on pas dans le spasme de la glotte tous les caractères des accès de suffocation de la coqueluche : immobilisation des mouvements respiratoires, cyanose, sueurs généralisées, irrégularité des battements du cœur, petitesse du pouls, rentrée de la respiration par secousses convulsives, et, quand la mort arrive, l'absence d'agonie et l'affaissement rapide? Cette identité des phénomènes dans les deux cas, ne doit-elle pas faire conclure à l'identité de la cause qui les produit? C'est, au reste, l'opinion à laquelle s'est arrêté le docteur René Blache, qui a cru devoir intituler les observations que je lui ai empruntées : Coqueluche, spasmes de la glotte.

Qu'est-ce donc que le spasme de la glotte? Est-ce, comme on le dit généralement, une maladie bien déterminée, indépendante de toute autre affection? Sous ce nom, on désigne chez l'enfant une forme particulière de l'asphyxie, qui peut se présenter dans les circonstances les plus diverses, mais où se rencontrent des phénomènes spasmodiques dont le plus saillant 'est le spasme du larynx. M. Hérard s'était rendu parfaitement compte du caractère complexe de ces phénomènes, lorsqu'il divisait le spasme de la glotte en spasme du larynx, spasme du diaphragme, spasme simultané du larynx et du diaphragme. Ainsi cette affection qu'on appelle le spasme de la glotte, non-seulement n'est pas une maladie toujours identique à elle-même, mais les circonstances variées

____

(1) V. Hérard, Du spasme de la glotte Thèse de Paris, 1848, p. 11 et 12.

dans lesquelles elle peut survenir montrent qu'elle est généralement symptomatique, et saurait difficilement être considérée comme une maladie spéciale. Pourquoi, dès lors, ne pas admettre, en raison même de l'identité des phénomènes observés, que les accès de suffocation de la coqueluche reconnaissent pour cause les accidents connus sous le nom de spasme de la glotte?

Mais le spasme de la glotte lui-même étant un ensemble de phénomènes convulsifs assez complexes, quels sont les éléments en jeu dans l'accès de suffocation de la coqueluche? Je crois pouvoir affirmer que, dans tous les cas que j'ai observés, le spasme des muscles constricteurs de la glotte s'accompagnait de contraction persistante des muscles expirateurs, de là la suspension dans l'expiration des mouvements thoraciques à laquelle succédait une inspiration profonde.

Le spasme seul de la glotte ne peut pas être invoqué comme cause de cette forme de l'asphyxie. Car la glotte fût-elle, ce qui me paraît impossible, assez complètement oblitérée pour empêcher tout passage de l'air, si l'action musculaire inspiratrice et expiratrice restait libre, ne lutterait-elle pas contre l'asphyxie?

Nous pouvons également rejeter l'hypothèse d'un spasme simultané du larynx et du diaphragme ou des muscles inspirateurs; car nous ne retrouvons pas les symptômes si bien décrits dans cette variété par M. Hérard, et s'il en était ainsi, ce serait dans l'inspiration que se ferait l'arrêt des mouvements respiratoires.

Le fait capital est donc dans la convulsion tonique des muscles expirateurs, qui me paraît jouer le rôle principal dans l'accès de suffocation. C'est à leur état convulsif bien plus encore qu'au spasme des muscles de la glotte proprement dit qu'il faut attribuer la persistance de la suspension de la respiration ; et cela se comprend d'autant mieux que l'on sait que la force de l'expiration dépasse d'environ un tiers la puissance inspiratrice, partant aussi longtemps que durera la convulsion des muscles expirateurs l'inspiration ne saurait se rétablir.

Etant donné le caractère particulier de la coqueluche où dominent dans la quinte les spasmes cloniques expirateurs, une excitabilité exagérée ne suffira-t-elle pas pour transformer la convulsion clonique en convulsion tonique de manière à produire au milieu de l'accès les phénomènes attribués au spasme de la glotte ?

Si nous voulons aller plus loin et chercher dans les données de la physiologie le mécanisme des accidents qui nous occupent, nous en trouvons dans l'action du nerf laryngé supérieur une explication satisfaisante. Son excitation a donné aux expérimentateurs des phénomènes analogues à ceux que nous avons observés ; en effet, les expériences de Rosenthal ont établi que l'excitation centripète de ce nerf produit un arrêt spasmodique de la respiration dans l'expiration.

M. Jaccoud se fondant sur ces expériences est conduit à définir physiologiquement la coqueluche elle-même « un catarrhe laryngo-bronchique avec spasmes simultanés des muscles constricteurs de la glotte et des muscles expirateurs, » et si des phénomènes particuliers la différencient des autres catarrhes. « ils doivent être imputés à l'irritation des branches supérieures des nerfs vagues provoquant par action réflexe sur la moelle allongée l'arrêt de la respiration et le spasme expirateur et glottique (1) » Telle est donc l'action du nerf laryngé

(1) Jaccoud. Traité de pathologie interne, 1re édit, Paris, 1870, t. I, p. 803.

Du Castel.

supérieur, ce qui est entièrement d'accord avec la théorie que je développais précédemment.

Quant aux causes qui font que l'excitation du nerf laryngé provoque dans un cas les spasmes cloniques de la quinte de coqueluche, dans l'autre le spasme de la glotte ; résident-elles dans une modification .de l'excitabilité nerveuse, dans une différence d'intensité dans l'excitation, dans la nature particulière de l'excitant? C'est chose très-difficile à dire.

Pour M. Jaccoud, ce qui imprime à la coqueluche son caractère particulier, c'est une qualité particulière de l'excitant, démontrée par le mode de transmission de la maladie qui à l'inverse des autres catarrhes est contagieuse, et par l'immunité à peu près constante qui résulte d'une première atteinte ; pour ce savant médecin, les effets produits sur les nerfs vagues ne sont spéciaux que parce que le catarrhe générateur est spécifique. Dans cette hypothèse une activité plus grande de l'excitant rendrait parfaitement compte de l'exagération des accidents.

Quant au coma et aux convulsions qu'on observe à la suite des accès de suffocation, les lésions de l'encéphale trouvées à l'autopsie nous rendent suffisamment compte de ces phénomènes.

IV

§ 1. *Indications thérapeutiques.*

Je ne dirai rien ici des médications plus ou moins applicables au traitement de la coqueluche simple, je veux seulement signaler les indications spéciales qui peuvent surgir de l'apparition d'accès de suffocation. Il ne faut pas oublier que nous nous trouvons ici en présence d'un accident tout particulier, presque toujours d'une gravité extrême, réclamant souvent une intervention immédiate et parfois très-énergique. Quelle sera donc la conduite à tenir en présence des accès de suffocation qui ont fait l'objet de ce travail? Il est des cas où la suspension de la respiration n'est que momentanée, et qui ne sont en quelque sorte que le premier degré de cette complication : alors il suffira de pratiquer sur la peau quelques frictions énergiques, rendues au besoin plus excitantes par l'emploi de compresses imbibées de vinaigre ou même d'un liniment ammoniacal, pour voir disparaître rapidement les phénomènes spasmodiques . et les symptômes asphyxiques.

Mais dans les cas plus graves et quand la suspension persistante de la respiration menace la vie de l'enfant, ces moyens restent en général insuffisants, il faut alors avoir recours à une médication plus active. La première et celle qui se présente tout naturellement à l'esprit, est l'emploi de la respiration artificielle. On ne peut compter sur le succès que si elle est prolongée longtemps ; au début elle ne provoque que des inspirations courtes, comme avortées, ne se produisant qu'à des intervalles éloignés; ce n'est qu'après un temps assez long que la respiration devient continue et s'effectue spontanément.

Si malgré l'emploi de la respiration artificielle les mouvements thoraciques tardent à se produire, il ne faut pas hésiter à recourir à des excitations des plus énergiques pour rappeler la vie qui menace de s'éteindre, c'est alors au marteau de Mayor qu'il faudra avoir recours. J'ai toujours vu son application sur le thorax ou l'abdomen provoquer des mouvements respiratoires alors que la respiration artificielle était restée impuissante.

Rosen de Rosenstein conseillait, dans les cas où l'accès de suffocation survenait à la suite d'un repas, de provoquer le rejet des aliments par l'introduction du doigt dans la bouche. Il est certain qu'il y aura quelque avantage à décharger l'estomac, si l'on croit reconnaître que le travail de la digestion contribue au développement de l'accès; mais faut-il comme médication générale recourir aux vomitifs et en particulier à l'ipécacuanha, dont on est porté à user et peut-être même à abuser en pareil cas? M. Labric, ayant vu leur administration provoquer les accès de suffocation, ne les emploie qu'avec la plus grande réserve chez les enfants menacés de cet accident. Cette médication, qu'on pourrait être tenté d'employer à titre de perturbatrice et pour modifier le caractère spasmodique de la complication, ne devra donc être admise qu'avec une extrême prudence, d'autant plus que les conditions, d'où résulte particulièrement son indication, peuvent manquer complètement, la congestion pulmonaire restant peu marquée, les sécrétions bronchiques peu abondantes.

Mais quels sont les moyens à employer pour prévenir

le retour des accès de suffocation ? Leur caractère éminemment convulsif indique l'usage de la médication antispasmodique : la belladone, le musc trouveront donc ici une indication toute spéciale ; les lavements d'asa fétida, le chloral ont dans quelques cas paru procurer une amélioration notable.

Des indications nouvelles peuvent surgir en raison des complications cérébrales que nous avons eu occasion de signaler ; il importerait de prévenir l'explosion du coma, des convulsions. Malheureusement il n'existe guère de symptômes permettant de juger à quel degré sont parvenues les lésions cérébrales auxquelles ils se rattachent et s'il y a lieu d'intervenir contre elles. L'hébétude, l'assoupissement, la céphalalgie ont bien été indiqués comme des signes de l'hyperémie cérébrale ; mais ce sont là des phénomènes bien difficiles à apprécier chez de très-jeunes enfants. Le plus souvent une congestion peu intense, un léger œdème des méninges doivent, comme le dit Blache, ne provoquer aucun symptôme. Ce n'est qu'en se guidant sur les troubles circulatoires existant du côté de la face qu'on pourra parvenir à se faire une opinion sur l'état de la circulation intra-crânienne, ces deux circulations devant offrir le plus souvent des troubles analogues. Aussi, la bouffissure de la face, les ecchymoses sous-conjonctivales devront-elles faire redouter la congestion et l'œdème du cerveau et des méninges, surtout si les quintes sont intenses et suivies d'un certain degré d'abattement. Blache en pareil cas, professait qu'il fallait intervenir : « Chez les jeunes enfants surtout, écrivait le célèbre médecin de l'hôpital des Enfants, il faut veiller à l'état du cerveau, et sans adopter les idées exclusives de J. Webster et de Desruelles, nous pensons qu'on obtiendra les meilleurs résultats de l'application de sangsues aux tempes ou derrière les oreilles toutes les fois qu'il existera des signes de congestion vers ces organes, à plus forte raison si des convulsions avaient eu lieu avec fréquence et plénitude du pouls et qu'on eût à redouter une phlogose des méninges ou du cerveau lui-même. Lorsque, les quintes étant violentes, on voit à leur suite le sang se répandre dans le tissu cellulaire qui se trouve autour des orbites et y déterminer des ecchymoses assez étendues, on peut craindre, en songeant à la fragilité des capillaires du cerveau, qu'un pareil épanchement ne s'opère dans son intérieur, c'est donc une précaution utile (et à laquelle je n'ai jamais manqué) de placer alors quelques sangsues vers les apophyses mastoïdes en même temps qu'on dirige des révulsifs vers les extrémités inférieures (1). »

L'emploi des révulsifs est donc indiqué quand on a lieu de soupçonner une congestion intra-crânienne ; leur application est urgente quand des accidents comateux ou convulsifs se produisent. C'est alors surtout que les sinapismes sur les membres, les vésicatoires à la nuque ou sur le cuir chevelu, les sangsues aux tempes ou aux apophyses mastoïdes, les dérivatifs intestinaux devront être employés.

§ 2. *Résumé et conclusions.*

En terminant ce travail, je crois devoir, dans une courte analyse résumer sous forme de conclusion les don-

(1) Blache père. Mém. cité. Arch. de méd . 1833, p. 373

nées principales qui ressortent des observations qui y sont contenues.

La coqueluche, qui tire ordinairement sa gravité de complications pulmonaires bien connues peut, dans quelques circonstances, se terminer rapidement par la mort en raison d'accidents spéciaux, sur lesquels l'attention des observateurs n'a pas été suffisamment appelée.

Ce mode de terminaison, qui fait le sujet de cette étude, résulte de l'apparition le plus souvent au milieu des quintes, quelquefois aussi en dehors de toute quinte, d'accès de suffocation produisant rapidement l'asphyxie.

Ces accès sont caractérisés par la suspension prolongée de la respiration, la cage thoracique étant immobilisée dans l'expiration. Nous avons démontré que cet arrêt de la respiration résulte d'un état spasmodique où domine la contraction tonique des muscles expirateurs. Or, cet élément concourt avec le spasme du larynx à la production des phénomènes morbides connus sous le nom de spasme de la glotte, d'où l'on peut tirer cette conclusion que la mort dans ce cas survient par spasme de la glotte.

La mort peut aussi survenir dans un temps plus ou moins éloigné après l'accès de suffocation ; mais alors l'enfant succombe aux lésions cérébrales qui résultent de l'asphyxie prolongée, et le plus souvent au milieu d'accidents comateux ou convulsifs.

TABLE DES MATIÈRES.

A. PARENT, imprimeur de la Faculté de Médecine, rue Mr-le-Prince, 31.

9 782019 249168